DE LA CURE RADICALE

DU VARICOCÈLE.

Extrait du tome XII des *Annales de la chirurgie française et etrangère* publiées par MM. Bégin, Marchal (de Calvi), Velpeau, Vidal (de Cassis).

Ce Journal paraît depuis Janvier 1841, tous les mois, par cahiers de 8 feuilles in-8° (128 pages). Prix de l'abonnement par année : à Paris, 20 fr., et *franco* pour les départemens, 24 fr.

A Paris, chez J.-B. BAILLIÈRE, Libraire, rue de l'Ecole-de-Médecine, 17.

IMPRIMÉ CHEZ PAUL RENOUARD,
rue Garancière, n. 1.

DE LA CURE RADICALE

DU VARICOCÈLE

PAR L'ENROULEMENT

DES VEINES DU CORDON SPERMATIQUE,

SUIVI D'UNE NOTE

SUR LE DÉBRIDEMENT DU TESTICULE,

dans les cas d'orchite parenchymateuse;

Par A. VIDAL (de Cassis),

Chirurgien de l'hôpital du Midi, agrégé à la Faculté de Médecine de Paris,
Rédacteur en chef des *Annales de la Chirurgie française et étrangère.*

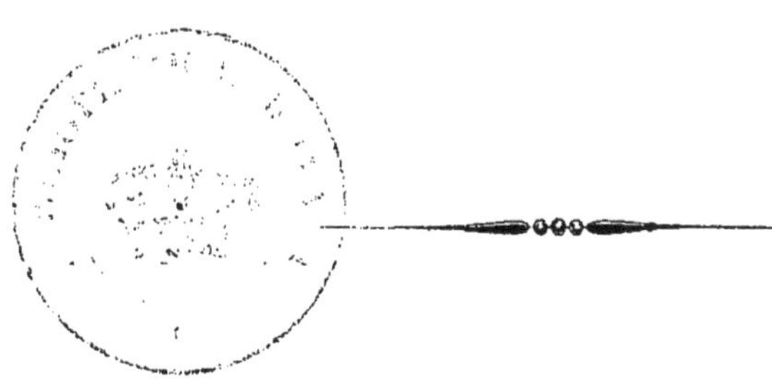

A PARIS,

CHEZ J.-B. BAILLIÈRE,

LIBRAIRE DE L'ACADÉMIE ROYALE DE MÉDECINE,

RUE DE L'ÉCOLE DE MÉDECINE, 17.

A LONDRES CHEZ H. BAILLIÈRE, 219, REGENT-STREET,

1844.

DE LA CURE RADICALE

DU VARICOCÈLE

PAR L'ENROULEMENT

DES VEINES DU CORDON SPERMATIQUE.[1]

Les idées qui font la base de la partie de ce travail relative au varicocèle ont été exposées dans un Mémoire que j'ai lu à l'Académie royale de médecine. Depuis cette lecture, j'ai fait de nouvelles opérations sur des malades de mon service et sur ceux qui m'ont été adressés par des confrères. J'ai plus particulièrement à remercier ici mon collégue à l'hôpital du Midi, M. Puche, MM. Marchal (de Calvi) et Grisolle, professeurs agrégés. De nouvelles observations seront donc ajoutées à celles qui ont été remises à l'Académie de médecine; car au lieu de six succès, j'en compte aujourd'hui près de vingt. Les premières opérations datent de plus de dix mois. En donnant le nom et la demeure des opérés, j'ai mis les commissaires de l'Académie à même de constater les résultats définitifs de ma méthode opératoire. Les nouvelles observations ont nécessairement fait naître de nouvelles considérations pathologiques et thérapeutiques que j'ajouterai ici pour compléter mon travail. A ce mémoire sur le traitement radical du varicocèle, je joindrai une note qui a été écrite pour répondre à quelques argumens dirigés contre ma nouvelle manière de traiter l'orchite parenchymateuse.

(1) J'entends par varicocèle les varices des veines du cordon spermatique, comme celles des autres veines des bourses.

CURE RADICALE DU VARICOCÈLE.

Comme le varicocèle, selon d'excellens esprits, constitue plutôt une infirmité qu'une véritable maladie, avant d'examiner la valeur de ma méthode, on voudra s'enquérir de sa nécessité; on se demandera, sans doute, s'il y a lieu de tenter raisonnablement, par une opération, la cure radicale de ces varices, et s'il ne serait pas plus sage de se borner à l'emploi des moyens palliatifs. Pour me conformer à l'esprit qui peut dicter cette très sérieuse objection, je soumettrai à la question de pathologie celle de médecine opératoire. Ainsi, dans ce mémoire, je traiterai: 1° de la pathologie du varicocèle; 2° de la médecine opératoire du varicocèle, 3° et comme pièces à l'appui de ces deux premières parties, je relaterai quatorze observations de succès obtenus par ma nouvelle méthode.

PATHOLOGIE DU VARICOCÈLE.

§ I. C'est surtout le pronostic du varicocèle que je vais examiner, c'est-à-dire son degré de gravité. Dans la seconde partie, j'établirai le degré d'innocuité de mon opération. Ce sont là les deux termes du problème dont la solution sera étayée par des faits authentiques.

Je commence par dire, très haut, qu'on peut être porteur d'un varicocèle, sans la moindre incommodité. De pareils faits sont très rares; ce qui n'est pas rare, c'est l'absence de toute douleur. J.-L. Petit cite un postillon qui courut la poste pendant vingt-cinq ans, avec un énorme varicocèle dont il n'avait nul souci. A l'hôpital du Midi, j'ai traité, d'un bubon, un vieillard qui portait un varicocèle double des plus volumineux, et cela, sans suspensoir et sans le moindre besoin de se débarrasser de ces tumeurs, même en présence de nombreux succès qui lui fournissaient la double preuve de la possibilité de la guérison et de l'innocuité du procédé. Cependant, on trouvera quelquefois des sujets qui, par le fait seul des varices dans les bourses, seront en proie à de cruelles souffrances; on verra, en analysant mes observations, qu'il est des malades qui ne pouvaient supporter le frottement des pantalons sur les bourses; le suspensoir même faisait cruellement souffrir un de mes opérés. Quelquefois ce sont des démangeaisons qui, pour certains malades, sont pires que la douleur elle-même. On peut lire, dans la brochure de M. Landouzy, l'observation d'un malade de M. Breschet qui comparait ses souffrances aux douleurs produites par les pinces employées par ce professeur pour la cure radicale du varicocèle. Or, il est facile de se faire une idée de la douleur occasionnée par ces pinces, quand on a assisté à une seule de leur application. J'ai opéré avec succès un malade qui avait déjà subi l'application des pinces de M. Breschet, et qui avait été inutilement soumis à la ligature de M. Ricord. Il n'y a que de vives douleurs ou de cruelles angoisses qui puissent contraindre un homme à lutter ainsi contre les récidives, et à faire l'essai toujours fort triste de trois chirurgiens et de trois procédés. Il est parfaitement avéré aussi que quelques varicocèles innocens, pendant de longues années, ont fini par amener des conséquences graves pour ceux qui les ont portés avec une espèce d'insouciance. Ainsi le courrier dont parle J.-L. Petit, se livra à sa pénible profession, pendant vingt-cinq ans, malgré une tumeur volumineuse des bourses; mais ce même courrier fut mis enfin à pied par la force du mal, qui nécessita une opération des plus graves. J'ai actuellement dans mon service, à l'hôpital du Midi, un malade dont les varices du cordon testiculaire se sont spontanément enflammées, ce que lui a fait courir des dangers réels. D'ailleurs, quand on a un varicocèle d'un côté, c'est une raison pour en voir pousser quelquefois un autre du côté opposé, et presque toujours il y a un empatement des bourses, qui, avec le varicocèle, constitue une infirmité fort gênante. Les chirurgiens prudens, les opérateurs les plus circonspects, trouveront donc une indication suffisante pour opérér, quand le varicocèle sera douloureux au point que nous venons d'indiquer, quand il sera le siége d'un prurit insupportable, quand il causera des tiraillemens vers les aines, vers les lombes, qui rendront certains travaux impossibles, l'exercice on ne peut plus pénible, et surtout, quand le varicocèle pourra avoir les conséquences de celui qui a été observé par J.-L. Petit. D'ailleurs, beaucoup de chirurgiens se rappelleront ici qu'ils ont pratiqué eux-mêmes des opérations plus dangereuses pour des lésions qui étaient moins incommodes et moins graves. Je prie mes adversaires de bien noter cette circonstance.

§ II. Je vais examiner le pronostic sous un autre point de vue.

Le varicocèle peut être bien moins douloureux, il ne sera le siége d'aucune sensation anormale, il ne compromettra pas directement la vie, mais il pourra avoir une gravité d'une autre nature : c'est quand il deviendra une cause réelle d'impuissance. On sait que parfois les varices des veines le plus en rapport avec la substance du testicule compriment progressivement ce parenchyme, atrophient cette glande qui finit par être impropre à la fécondation. Que cette atrophie s'effectue par ce mécanisme ou autrement, elle n'en demeure pas moins un des faits les mieux établis de l'histoire du varicocèle parvenu à un degré avancé. Dans certaines positions sociales, l'impuissance peut être considérée comme un faible inconvénient; mais, dans des conditions opposées, elle devient quelquefois un vrai malheur. Alors le varicocèle n'est pas seulement un cause individuelle de chagrin; une famille entière en supporte les conséquences, car elle peut ainsi s'éteindre. Ces circonstances sont de nature à influencer les déterminations thérapeutiques, surtout si on considère que, quand un côté est affecté, l'autre l'est plus ou moins. C'est dans un cas de varicocèle double que j'ai observé la voix de castrat laquelle a pris un caractère mâle après l'opération. Le praticien puisera dans ces considérations une indication légitime pour l'opération de la cure radicale du varicocèle. Cette indication sera bientôt fortifiée par ce que je dirai de l'innocuité des opérations que j'ai à proposer.

§ III. Comme toutes les maladies chroniques des organes génitaux, le varicocèle a de fâcheuses influences sur le moral; comme dans tous les cas de varices, il y a aussi, avec le varicocèle, un certain affaiblissement des forces physiques. En effet, la compression progressive opérée par les veines variqueuses sur le testicule doit amener peu-à-peu cet abattement caractéristique des forces qui paraît moindre qu'après une action instantanée et violente sur cette glande, mais dont les conséquences sont plus graves, car l'action ici est permanente. C'est ainsi que des sujets atteints de varicocèle reculent devant la moindre fatigue; pour eux, une simple promenade est une véritable corvée. J'ai vu un ouvrier inondé de sueur et haletant, parce qu'il s'était un peu pressé pour monter un premier étage. On a observé des malades qui, à leur lever, ne pouvaient se permettre quelques pas dans leur chambre sans suspensoir.

Il est de la plus grande importance de distinguer cette faiblesse de celle qui se lie à la plupart des varices, par exemple, à la faiblesse des vieillards affectés de dilatations variqueuses sur plusieurs parties du corps. Ici la faiblesse est l'effet de l'âge; elle est antérieure aux varices, elle en est souvent une des principales causes : tandis que, chez le porteur d'un varicocèle, ce sont les varices elles-mêmes qui, pour ainsi dire, dépriment les forces; la faiblesse est alors l'effet et non la cause. On voit, tout de suite, les conséquences de cette distinction pour le traitement.

Avec l'atrophie du testicule, il y a atrophie du canal déférent. Cette atrophie consécutive qui n'a pas été notée, que je sache, diminue le calibre de ce conduit, elle peut l'oblitérer et annuler ainsi les fonctions du testicule; cette atrophie fait qu'au moment de l'opération, on éprouve quelquefois des difficultés à trouver le canal déférent, surtout quand on n'est pas prévenu de ce fait d'anatomie pathologique.

§ IV. Quelques mots sur l'état moral des malades affectés de varicocèle : il en est qui n'osent rien entreprendre; ce ne sont pas seulement les forces physiques qui semblent déprimées par le varicocèle, l'esprit en reçoit des atteintes réelles. Comme le corps, il devient paresseux et lent, et il n'y a rien de viril dans ses conceptions, dans ses œuvres. Un pareil état répand sur la vie un ennui, une amertume, qui la rendent à charge; aussi les idées de suicide ne sont-elles pas extrêmement rares chez ces malades. Un médecin en chef d'un hôpital d'une ville importante de France s'était rendu à Paris pour consulter sur un varicocèle, bien décidé, disait-il, à se brûler la cervelle si on ne lui promettait pas une guérison. Ce n'est pas toujours parce que le sujet a vu constaté son varicocèle, ce n'est pas toujours la contemplation abusive de ses varices qui l'a plongé dans une hypochondrie dont l'esprit aurait l'initiative ou la plus grande part. Il arrive, plus rarement, à la vérité, que l'esprit souffre dans l'ignorance complète d'un mal physique. Ainsi, j'ai donné des soins à un artiste distingué qui avait des idées très mélancoliques ; je fis la découverte, chez lui, d'un varicocèle peu volumineux dont il ignorait l'existence et qui ne lui causait aucune douleur. L'opération ramena le calme dans son esprit et changea complétement son humeur, qui n'eut plus rien de triste. Depuis cette opération, j'ai eu connaissance d'un autre fait de ce genre. Ici le malade sait bien qu'il possède un varicocèle ; mais il a ignoré, jusqu'à ce jour, que les mille maux dont il se plaint, et dont l'existence matérielle n'a pu être constatée par aucun médecin, il a ignoré, dis-je, que le point de départ de ces maux était dans l'état variqueux des bourses.

Ainsi, au point de vue de ses effets sur l'esprit, le varicocèle a une véritable gravité, car il rend la vie difficile, pénible, insupportable même. On a donc pu raisonnablement puiser dans cet ordre de faits une indication pour une opération chirurgicale, surtout depuis qu'il a été prouvé que celle-ci n'est pas grave.

§ V. L'histoire, d'ailleurs, nous offre des preuves indirectes en faveur de la cure radicale. La lecture de nos devanciers apprend, en effet, qu'on se livrait autrefois à des opérations très graves pour guérir le varicocèle. Ainsi, on a extirpé, pour cela, les veines variqueuses, on les a attaquées par le feu, on a pratiqué des excisions des bourses, et même l'extirpation du testicule. Il est possible qu'on n'ait pas toujours opéré, alors, pour des varicocèles, et je ne suis pas éloigné de croire à certaines erreurs de diagnostic de la part de nos premiers maîtres, car je ne suis pas de ceux qui admettent leur infaillibilité. Mais je suppose encore moins l'erreur constante à l'endroit de leur diagnostic, et je dis que si des hommes sages et d'un talent incontesté ont souvent pris de graves déterminations pour arriver à la cure radicale du varicocèle, c'est qu'ils ne manquaient pas de bonnes raisons pour cela.

§ VI. Enfin, le varicocèle étant un cas de réforme, peut briser une vocation militaire. J'ai déjà opéré plusieurs remplaçans, et reçu dernièrement du conseil de révision des hommes d'ailleurs taillés en robustes soldats et qui étaient privés de servir leur pays à cause de leur varicocèle. J'ai pu les rendre à leur drapeau. Le fils d'un officier supérieur languissait humblement dans une carrière très peu en harmonie avec les goûts et les inspirations qu'il avait puisés dans sa famille ; il peut aujourd'hui suivre la carrière des armes. Deux hommes qui voulaient entrer au service de l'octroi ne furent admis qu'après le succès de mon opération. L'auteur des revues cliniques de *la Gazette des Hôpitaux* voulant connaître la manœuvre de mon opération, se rendit à l'hôpital du Midi. Au moment de l'opération, il demanda au malade pourquoi il était venu réclamer mes soins : « Monsieur, répondit simplement le malade, je suis boulanger ; avec ce varicocèle, il m'est impossible de travailler pour vivre. » Voilà donc encore des circonstances qui militent on ne peut mieux en faveur de la cure radicale.

D'ailleurs, mon projet n'est pas de venir exposer ici un sombre tableau du varicocèle pour prouver qu'il faut toujours l'opérer (1), et conclure ensuite à l'adoption de mon procédé dans tous les cas. Ce serait là peut-être un sujet de thèse; mais elle aurait, je crois, peu de succès auprès des praticiens auxquels je m'adresse, car l'absolu est toujours mal accueilli par le bon sens. J'aurais même supprimé cette partie de mon travail, si je ne savais que plusieurs médecins très recommandables pensent encore comme Boyer et Cooper (comme d'ailleurs j'ai pensé et écrit), et excluent la médecine opératoire proprement dite du traitement du varicocèle.

MÉDECINE OPÉRATOIRE DU VARICOCÈLE.

§ Ier. Si le rejet de la médecine opératoire du traitement du varicocèle ne reposait que sur une question de pronostic, si c'était seulement dans son peu de gravité qu'on eût trouvé les motifs de cette exclusion, je n'aurais rien à ajouter, car j'ai suffisamment prouvé, je pense, que le varicocèle est quelquefois une maladie grave. Mais, à l'argument puisé dans le pronostic, les fauteurs absolus de la cure palliative ajoutent des argumens tirés de l'insuffisance et du danger des opérations pratiquées sur les veines variqueuses du scrotum.

Il y a ici deux erreurs qui naissent, comme presque toutes les erreurs médicales, d'une analogie non suffisamment contenue par l'observation.

La première erreur, celle qui porte sur l'insuffisance des opérations, vient surtout de ce qu'on confond les varices des bourses avec les autres varices, et d'une imperfection dans la

(1) Cette phrase a été ainsi prononcée à l'Académie : elle a été ainsi reproduite, avec son développement, par les journaux qui ont donné des extraits de mon travail, et c'est en analysant ces extraits qu'un critique me fait dire que je propose toujours l'opération !

médecine opératoire. La seconde erreur, qui est relative au danger des opérations applicables au varicocèle, vient aussi d'une fausse analogie, et de ce qu'on ne distingue pas assez parmi ces opérations, et peut-être parce que l'on dédaigne les progrès récens de la médecine opératoire.

§ II. Une erreur d'étiologie et une observation incomplète ont fait considérer le varicocèle comme appartenant à une classe de maladies et à une classe de malades dont la guérison radicale est presque impossible. Ainsi, on verra encore, dans Delpech, cette opinion erronée, que le varicocèle est rare chez les jeunes gens, tandis qu'il serait fréquent chez les vieillards. Or, c'est de 10 à 30 ans qu'on observe le plus le varicocèle, et c'est ordinairement de 20 à 28 ans qu'il tourmente le plus les malades (1). Ici apparaît déjà une différence entre les varices du scrotum et celles des autres parties du corps, lesquelles sont l'apanage surtout de la vieillesse. De plus, ces dernières varices ont souvent une tendance extraordinaire à se généraliser avec l'âge, parce que, dépendantes de causes diathésiques, générales, persistantes, elles prennent le caractère de ces causes. Au contraire, les principales influences sous lesquelles le varicocèle se développe ont un temps et une action limités. Ainsi l'abus des plaisirs vénériens, l'équitation, la danse, les marches forcées, les orchites, enfin, toutes ces excitations, ces irritations et les phlegmasies de l'appareil génital, presque toutes ces causes n'agissent que pendant une période de la vie, et elles sont, comme le disent les pathologistes, *occasionnelles ;* elles ne sont ni permanentes ni générales ; leurs

(1) Voici l'âge des malades qui m'ont fourni les observations qu'on trouvera à la troisième partie de ce mémoire :
20 ans. 20. 21. 21. 21. 22. 22. 24. 25. 25, 25. 26. 26. 28.

effets demeurent donc, la plupart du temps, locaux. Aussi voit-on rarement les varices des bourses avec d'autres varices, soit aux membres, soit même à l'anus. On constatera, en effet, dans mes observations, qu'aucun de mes malades n'avait des hémorrhoïdes; un seul avait des varices aux jambes.

§ II. Les bornes de la sphère d'action de certaines causes doivent, le plus souvent, amener la localisation du mal; ce qui justifie l'emploi d'un moyen topique ou d'un procédé opératoire. La limitation dans la durée des causes peut faire supposer aussi des bornes à la durée de la maladie, et, par conséquent, la cure spontanée de cette maladie après la cessation de ces causes. C'est ce qui peut arriver au varicocèle. Cette dernière considération, savoir, la cure spontanée du varicocèle, qui semble défavorable à mon système, n'est, en réalité, contraire qu'à ceux qui opèrent à tout prix et toujours. Il semble réellement qu'on pourrait m'objecter, avec le plus grand avantage, qu'une maladie dont la terminaison heureuse et naturelle est possible, ne nécessite aucune opération. Or, cette cure spontanée du varicocèle est un phénomène rare, et, avant d'avoir lieu, la tumeur des bourses peut causer tous les inconvéniens, les désordres moraux et physiques que j'ai déjà signalés. D'ailleurs il est des malades qui n'acceptent pas patiemment les lenteurs de la nature dans l'exécution de ses procédés. Au reste, l'opération que j'aurai à proposer n'est pas une mutilation : son procédé, au contraire, se rapproche de celui de la nature; de sorte que je ne fais qu'abréger les efforts naturels, quand ceux-ci doivent se produire, je les provoque et les aide dans les cas d'insuffisance de l'organisme, pour commencer ou achever la cure radicale.

Ainsi, j'ai opéré un malade qui avait un varicocèle double; celui du côté droit étant très peu avancé, je me contentai de lier les veines du côté gauche. Eh bien! celles du côté droit sont revenues à l'état normal. Ce malade a été opéré pendant que je suivais encore le procédé de M. Reynaud; mais je fis deux ligatures, une très voisine du testicule, l'autre très voisine de la racine de la verge. Ce fait fera nécessairement naître deux réflexions : on me dira qu'ici l'opération était inutile, et que, puisque la nature a guéri le varicocèle droit, elle aurait pu être aussi bienfaisante pour le gauche. J'en doute fort, car, du côté gauche, les veines avaient un développement énorme; elles étaient d'ailleurs si sensibles, que le contact même du suspensoir était douloureux. Il ne pouvait donc s'en servir, et était dans l'obligation de garder presque continuellement la position horizontale. Une objection plus fondée serait celle qui porterait sur la pratique que j'ai suivie quand j'ai opéré, plus tard, les deux côtés en même temps, comme le prouvent trois observations relatées par moi. Mais ici le côté droit était si développé, que je n'ai osé confier à la nature seule sa guérison; il y avait même un de ces malades qui avait le varicocèle droit plus volumineux que le gauche qui l'était beaucoup.

§ IV. J'ai dit qu'un autre argument dirigé contre la cure radicale, celui du danger de l'opération, avait aussi sa source dans une analogie forcée, dans la confusion des anciens avec les nouveaux procédés, et peut-être dans le dédain des progrès récens de la médecine opératoire.

En effet, on a assimilé les veines des membres inférieurs à celles du cordon spermatique : or, comme les opérations pratiquées sur la saphène ont eu trop souvent des suites extrêmement graves, et cela pour acheter des guérisons presque toujours incomplètes ou avec récidive, il est des praticiens qui ont conclu au rejet des opérations pour les varices des bourses, par les mêmes motifs qui les avaient portés à exclure la médecine opératoire du traitement des varices des membres inférieurs. Mais quelle différence pour le calibre entre la veine saphène à la cuisse, et même à la jambe, et les diamètres des veines du cordon spermatique. Or, plus le calibrede la veine sur laquelle on opère est considérable, plus les dangers sont grands. Il en est de même des blessures des veines : la gravité, la fréquence des accidens sont en raison directe des diamètres de ces vaisseaux.

Dans l'appréciation des dangers de l'opération, il serait injuste et tout-à-fait illogique de prendre, pour élémens, les procédés anciens complétement abandonnés. Ainsi, traverser les veines avec le fer rougi, ouvrir les bourses pour mettre à nu le plexus veineux et même le testicule, lier les veines ainsi dénudées, les diviser largement pour les vider, enfin, extirper les varices avec ou sans ligatures préalables, en venir jusqu'à l'ablation du testicule : tous ces vieux procédés constituent une médecine opératoire fort dangereuse et justement réprouvée; car, de ces opérations, la moins irrégulière a des dangers réels, et il n'en est aucune qui ne soit de nature à allumer l'inflammation à un haut degré, aucune qui ne provoque au moins la suppuration, non-seulement des tissus qui entourent les veines, mais *des veines elles-mêmes*. Dans tous ces procédés, le contact de l'air aide l'action des moyens énergiques appliqués sur les veines pour déterminer leur inflammation, et souvent cette inflammation éclate avant l'oblitération de ces vaisseaux, ce qui est la circonstance la plus fâcheuse.

Il faut donc, dans l'appréciation des moyens fournis par la médecine opératoire, éliminer tous les procédés antérieurs à l'espèce de renaissance de l'opération du varicocèle, qui date de 1830. On devra noter ici cette époque, parce qu'elle marque le point de départ des opérations bénignes pour la cure radicale du varicocèle, et, ce qui est plus important pour l'histoire de la chirurgie, c'est encore l'époque de la première formule complétement régulière d'une opération sous-cutanée.

M. Gagnebé, dans une thèse soutenue à Paris en 1830, mettant à profit les travaux de J. Hunter, de Delpech, de MM. Andral, Cruveilhier, Breschet, Blandin, Velpeau, Briquet, considéra la phlébite comme pouvant être produite par l'action de l'air sur les veines du cordon spermatique, et inventa la ligature sous-cutanée des veines. Cependant, ce n'est pas la méthode de M. Gagnebé qui fut d'abord employée par le plus grand nombre de praticiens : ce fut celle que M. Breschet créa en 1833. M. Breschet étant chirurgien de l'Hôtel-Dieu, se trouva en position de répandre sa méthode et de l'appliquer un grand nombre de fois. Il est peu de praticiens à Paris qui n'ait connu quelque succès dus à l'application des pinces de M. Breschet, et M. Landouzy a écrit une brochure remplie d'observations qui constatent les avantages de cette méthode. Or, cet auteur ne cite pas un seul revers grave. Le mot *succès* que je viens d'employer ne signifie pas absolument *cure radicale ;* car, dans cette partie de mon travail, j'ai seulement pour but de prouver le degré d'innocuité des opérations nouvellement proposées pour la cure du varicocèle. Or, pour faire cette preuve, j'ai jugé convenable de citer la méthode qui a été le plus souvent employée, celle dont les résultats ont reçu le plus de publicité, celle de

M. Breschet, enfin, et je trouve dans la science ceci : Les succès ont été constans, ou mieux, cette méthode a été constamment innocente. Je sais qu'on a beaucoup parlé d'un malade qui aurait succombé à la suite d'une de ces opérations ; mais on lit dans une bonne thèse de M. Jeanselme ces mots : « J'ai voulu prendre des renseignemens positifs à cet égard. Tous les détails de ce fait m'ont été communiqués avec une scrupuleuse exactitude par mon ami M. Després, prosecteur à la Faculté de médecine, qui a assisté à l'opération et donné des soins au malade. Or, il résulte de ces détails, qu'on ne saurait rendre l'opération responsable de ce malheur, qui ne pourrait, en réalité, qu'être attribué à des imprudences réitérées du malade. »

Pour mon compte, j'aurais préféré la publication de tous les détails de cette intéressante observation à un simple énoncé de la cause de la mort. Mais admettons l'explication la plus défavorable à cette opération, admettons un mort sur un si grand nombre d'opérations pratiquées par M. Breschet et ses élèves, et nous pourrons encore conseiller l'opération dans le cas de varicocèle ; seulement on donnera la préférence à des procédés moins douloureux et qui mettront d'une manière plus sûre le malade à l'abri d'une récidive.

Si, avec toute la sévérité possible à l'égard de la méthode de M. Breschet, on ne trouve qu'un insuccès, et cela quand on sait que cette méthode est employée depuis dix ans par un chirurgien des mieux placés pour multiplier ses essais, il faut convenir que l'opération en elle-même est bien bénigne.

Dans cette question de l'innocuité, j'ai préféré emprunter les faits à une clinique étrangère. Si j'avais voulu juger avec ma pratique, j'aurais pu avancer qu'à l'hôpital du Midi, un des postes les plus favorables pour multiplier les opérations de ce genre, j'ai pu déjà opérer, aujourd'hui 3 septembre 1844, quatre-vingts sujets, sans observer chez aucun d'eux le moindre accident. Cependant ces succès, très encourageans, seraient-ils encore plus nombreux et plus beaux, ne me feraient jamais conclure à l'infaillibilité de ma méthode. On sait aujourd'hui mieux que jamais ce qu'on doit penser des méthodes qui ont cette coupable prétention. Ce que je puis avancer en toute conscience, c'est que l'opération du varicocèle, telle que je la pratique, est une des plus innocentes de la chirurgie. Si je n'interrogeais que ma pratique, et si j'oubliais les leçons de l'histoire, je déclarerais ma méthode complétement innocente. Ainsi, pour rester dans la réserve d'une parole portée devant des hommes sérieux, je dirai : ce qu'il y a de mieux prouvé pour moi, c'est le peu de danger des opérations de varicocèle soumises aux principes d'abord émis et appliqués par M. Gagnebé.

Voici le procédé que j'ai suivi jusqu'à présent; c'est celui de M. Reynaud, de Toulon, avec une légère modification.

A. *Description du procédé Reynaud, modifié par l'auteur.*

§ Ier. Une aiguille droite, forte et terminée en fer de lance, est taraudée à l'autre extrémité dans le sens de son axe ; une extrémité d'un fil d'argent très flexible du diamètre d'une grosse épingle est vissée sur cette aiguille ; le fil semble donc une continuation de l'aiguille.

L'opérateur sépare les vaisseaux variqueux du canal déférent. Celui-ci est rejeté en dedans et en arrière du côté de la cloison des bourses et de la racine de la verge. Les vaisseaux variqueux sont saisis et serrés en un seul cordon, par le pouce et l'index de la main gauche. ces vaisseaux se trouvent, dès-lors, dans un pli de la peau que les doigts ont soulevé et qu'ils bornent en arrière. L'extrémité de ces doigts sert de guide pour l'entrée et la sortie de l'aiguille; celle-ci entre du côté de l'index, et sort du côté du pouce; elle entraîne le fil d'argent. Une anse de ce fil est, en conséquence, passée derrière les veines variqueuses; les deux bouts sortent ainsi par les deux ouvertures du scrotum, qui se trouvent à une distance d'un pouce ou un peu plus l'une de l'autre. Entre ces deux ouvertures est placé le globe d'une petite bande. C'est sur cette espèce de coussinet que le fil est noué. Au-dessous de ce nœud on passe la sonde cannelée qui représente le bâtonnet du compresseur des artères appelé garrot, et on le fait tourner comme lui.

Il est facile de comprendre toute la simplicité de cette manœuvre. Si une constriction trop forte amenait de trop vives douleurs, ou faisait naître une inflammation intense, il suffirait de faire faire au bâtonnet un tour en sens opposé aux tours qui ont serré le fil, et *vice versa*. On pourrait aussi, si l'inflammation avait une tendance à devenir phlegmoneuse, enlever le coussinet et appliquer des topiques émolliens. Dès que l'ordre serait rétabli, on remettrait la compresse sous le nœud, et on appliquerait la sonde cannelée comme nous l'avons indiqué plus haut. Mais je me hâte d'ajouter que toujours, j'ai eu à serrer l'appareil au lieu de le desserrer. Tous les trois jours, on tourne la petite tige en fer dans le sens de la constriction, laquelle est ainsi graduellement augmentée, sans que, pour serrer, on soit obligé de relâcher momentanément le fil.

Le quinzième jour tout peut être coupé par le fil, qu'on trouve tout-à-fait sous-cutané, ou qui a déjà attaqué la peau elle-même. Pour avoir la complète certitude de ne laisser échapper aucune veine, on peut couper le pont de peau avec un bistouri, comme le faisait M. Reynaud, ou bien laisser le fil, qui opère lui-même cette section. Le plus souvent je n'attends pas, et j'opère la division de la peau.

Ce procédé est, de tous, le plus simple, le plus facile. C'est celui qui résout le plus péremptoirement la question de l'innocuité : les faits de ma pratique particulière, ceux recueillis dans mon service à l'hôpital du Midi, ne laissent aucun doute à cet égard. Peut-être ce procédé ne fait-il pas éviter d'une manière plus sûre la récidive que les procédés de M. Breschet, de M. Velpeau, car il se borne à intercepter la circulation veineuse sur un point du cordon spermatique et sur une partie de la peau du scrotum, afin de favoriser la formation de caillots oblitérans, et, comme conséquence désirable, la transformation des veines en cordons pleins. Mais il est probable que plus d'une fois, quel que soit le procédé de ligature mis en usage, le sang parcourt de nouveau les veines liées; ou bien alors elles n'ont pas été complétement oblitérées, ou bien il y a eu rétablissement de leur cavité, dû à l'absorption plus ou moins complète des caillots. Ces circonstances me déterminèrent à lier les veines à deux hauteurs différentes. J'ai donc souvent appliqué deux ligatures: une supérieure, au voisinage de la racine de la verge, l'autre près du testicule. Je ne serrais d'abord que la ligature supérieure, l'autre devenait alors une ligature d'attente que j'étreignais plus tard. Cette double ligature laisse bien moins de chances à la récidive; mais on peut encore l'observer, malgré l'interception du sang sur deux points des veines, à deux hauteurs différentes. En effet, ces veines conservant une longueur exagérée, permettent encore au testicule de rester à l'état de prolapsus, ce qui est une cause de récidive des plus puissantes. J'ai donc conçu et exécuté le projet, non-seulement *d'oblitérer, de diviser les veines du cordon spermatique à plusieurs hauteurs différentes*, mais encore *de raccourcir le cordon spermatique pour produire une véritable ascension du testicule*, et cela par une opération bien simple, par une seule ligature. Pour remplir cette double indication, j'enroule les veines du cordon autour de deux fils d'argent, comme une corde est enroulée sur un treuil.

A. *Procédé nouveau. — Enroulement des veines du cordon spermatique.* — Le premier temps est absolument semblable au premier temps du procédé déjà décrit. Il consiste à passer un fil d'argent derrière les veines du cordon spermatique. Pour cela, la même aiguille qui a servi au précédent procédé est armée d'un fil d'argent un peu moins fort que le stylet aiguillé de nos trousses. Le fil et l'aiguille traversent les bourses, guidés par le pouce et l'index, qui ont préalablement opéré une séparation entre les veines et le canal déférent. Celui-ci a été porté en arrière, les veines sont poussées en avant dans un pli de la peau. Le second temps consiste à passer, avec une même aiguille, un autre fil d'argent en avant des veines, afin que ces vaisseaux soient entre deux fils. Pour cela, l'index et le pouce, qui étaient en arrière des veines, sont portés devant elles, et pincent la peau dans ce sens pour y ramener les deux ouvertures par où sortent les deux bouts du fil d'argent déjà placé. En pliant un peu ce fil, qui décrit alors un arc à convexité postérieure, on peut rapprocher beaucoup les deux ouvertures. De cette manière on raccourcit et on redresse singulièrement le trajet que le second fil a à parcourir. C'est donc par la même ouverture d'entrée, et par la même ouverture

2.

de sortie, qu'on introduit et qu'on retire le second fil. Le fil qui est antérieur aux vaisseaux, une fois placé, on redresse le plus possible celui qui en est postérieur; l'antérieur alors se courbe un peu : les veines sont donc entre les deux fils, lesquels ont encore leurs extrémités libres.

Ici commence le troisième temps : il consiste à tordre les extrémités des fils.

D'abord la torsion n'agit que sur eux : les fils forment alors une anse qui contient les veines; elle va toujours en se resserrant. Ce premier mouvement de torsion réduit le plexus veineux à l'état de véritable cordon. Mais en continuant la torsion, les deux fils se resserrent toujours plus, et tendent à former aussi un cordon ayant une certaine résistance. En tournant sur son axe, ce cordon métallique doit entraîner dans son mouvement de rotation les parties comprises entre les deux fils qui le composent. C'est ainsi que les veines s'enroulent sur ce double fil métallique, comme la corde s'enroule sur le treuil.

Or, ces veines ont un point fixe du côté de l'abdomen, qui ne cède pas, tandis que leur extrémité inférieure fait corps avec le testicule, qui peut être mobilisé et déplacé. Cet organe est donc porté vers le point fixe, en haut, vers l'abdomen.

Plus on fait de tours, plus le testicule est hissé. La laxité du tissu cellulaire des bourses favorise singulièrement ce mouvement d'ascension du testicule.

Il s'est formé une espèce de peloton dont la bobine est représentée par un cordon en argent qui a ses deux bouts réunis en avant. On place alors un petit globe de bande sur la peau qui est entre l'entrée et la sortie du cordon métallique, dont les deux bouts sont fixés sur ce tampon par une nouvelle torsion; puis on passe sous ce cordon une sonde cannelée, à laquelle on imprime le même mouvement, qui fait tourner le compresseur des artères appelé garrot.

Il y a donc : 1° enroulement des veines sur les fils d'argent; 2° compression de ces veines qui sont entre les fils et devant les fils; 3° puis, section de ces vaisseaux à divers degrés de hauteur : autant de degrés qu'il y a de tours. On fera bien de laisser les fils couper la peau, ou de l'inciser, car les veines superficielles qui n'appartiennent pas au cordon, et qui rampent entre lui et la peau, seront ainsi divisées; ce qui est une nouvelle chance contre la récidive. D'ailleurs, les principales veines du cordon, en s'enroulant sur les fils, entraînent, avec elles, une foule de petites veines qui échappent à la ligature ordinaire. Ainsi, tandis que les ligatures sous-cutanées ordinaires ne divisent que les veines principales du cordon (quand elles les divisent), ma ligature, avec enroulement préalable, ramasse et les veines principales du cordon, et les veines qui l'unissent aux diverses enveloppes des bourses, et les veines immédiatement sous-cutanées, celles aussi qui semblent sillonner le tissu même de la peau, car j'ai soin, quand le varicocèle est ancien, quand il y a des veines superficielles variqueuses, de comprendre ces veines dans la partie de la peau qui doit être divisée; alors je laisse le pont de peau très large.

OBSERVATIONS (1).

Obs. I. — *Varicocèles à gauche.* — Salle IIe, n° 12, A. R., 20 ans, entré le 7 décembre, sorti guéri le 22 janvier. — Ce jeune homme est né de parens bien portans, et n'offrant en au-

(1) Toutes ces observations ont été recueillies par M. Dumoulin, interne de mon service.

cun point du corps des traces de varices. Il est lui-même d'une assez forte constitution ; il a les apparences de ce qu'on appelle tempérament lymphatico-sanguin. Pendant son enfance, il eut des bronchites fréquentes qui déterminaient souvent de violens accès de toux. Il s'est livré à la masturbation ; il a eu, d'assez bonne heure, des rapports sexuels ; de plus, sa profession le fatigue beaucoup ; il fait de longues marches.

A l'âge de 17 ans, il reconnut déjà que le scrotum gauche était plus volumineux, et descendait plus bas que le droit ; il éprouvait une pesanteur marquée à gauche quand il marchait. Il y a dix-huit mois, il eut un chancre au prépuce, dont il fut guéri par M. Puche. Depuis lors, il a toujours porté un suspensoir, ne s'est livré au coït que rarement, mais il a toujours marché beaucoup. Depuis six mois surtout, le varicocèle a fait des progrès sensibles ; le scrotum gauche lui paraît très lourd, et détermine des tiraillemens, surtout dans la cuisse gauche, dans l'aine du même côté, quelquefois, mais rarement, du côté des reins. Vers le milieu de novembre 1843, le sentiment de pesanteur devient insupportable, se change en une véritable douleur qui s'irradie fortement jusque dans les lombes.

A. R. entre le 7 décembre 1843 à l'hôpital du Midi. On le laisse se reposer une quinzaine de jours. Sous l'influence de ce repos au lit, le varicocèle ne diminue point ; dès que le malade se lève, il se reproduit aussi volumineux.

Le 21 décembre M. Vidal l'opère par le procédé suivant :

Le malade est debout, le chirurgien, assis devant lui, isole les diverses parties du cordon, porte en dedans et en arrière le canal déférent. En dehors de lui un pli de la peau contient les veines dilatées. Le pouce et l'index gauche sont entre les veines et le canal déférent, et fixent ce pli de peau. La main droite de l'opérateur tient une aiguille de près de 6 centimètres, lancéolée à une extrémité, taraudée de l'autre côté pour recevoir un fil d'argent. Cette aiguille traverse le pli de peau en dedans des veines et en dehors des doigts qui fixent ces mêmes vaisseaux. De cette façon, les vaisseaux et toute la peau au-devant d'eux sont compris dans une anse de fil d'argent qui se trouve en arrière. Les doigts abandonnent le premier pli de peau pour en former un autre devant les vaisseaux; en formant ce pli on rapproche nécessairement les deux ouvertures faites par l'aiguille, et qui sont traversées par le fil d'argent, lequel est un peu plié; par ces mêmes trous on passe une autre aiguille qui traîne après elle un autre fil d'argent: celui-ci est donc placé au-devant. Les vaisseaux variqueux se trouvent donc compris entre deux fils d'argent situés, l'un au-devant et l'autre en arrière, et il n'y a que deux piqûres aux bourses, par lesquelles entrent et sortent les deux fils. C'est là le premier temps. M. Vidal tord ensuite, et d'avant en arrière, les extrémités libres des fils d'argent : les vaisseaux sont obligés de suivre le mouvement de rotation des fils qui les serrent; il se fait donc un enroulement des veines sur ces fils, ce qui les raccourcit, et donne lieu par conséquent à une ascension du testicule. Quand cet organe est assez remonté, M. Vidal place sur la peau qui est entre les deux piqûres un rouleau de bande sur lequel il réunit et tord fortement les deux bouts du cordon métallique formé par les fils tordus déjà sur eux-mêmes.

Le malade, ainsi opéré, n'a éprouvé aucun accident; la douleur, assez vive au moment de l'opération, s'est promptement dissipée. De temps en temps, à mesure que les parties sont coupées, on resserre les fils d'argent en les tordant de nouveau sur la bande. On diminue le diamètre du globe, ce qui diminue d'autant l'étendue de l'arc que forme l'anse des fils pour les amener plus directement l'un vers l'autre.—Le 15 janvier, ces fils sont tout-à-fait sous-cutanés, et le 17, ils ne comprennent plus qu'un très petit espace de peau, dont on opère la section, et on retire les fils. La guerison est achevée. On peut constater alors que la peau et les parties sous-jacentes au niveau de la cicatrice, sont très adhérentes entre elles, que le testicule, loin d'être pendant, est très remonté, et s'est maintenu dans cette position nouvelle depuis l'opération; enfin, qu'en arrière de l'épiderme, l'on sent une sorte de nœud.

Depuis le 17 janvier jusqu'au 22 du même mois, jour de la sortie de ce malade, on l'a fait marcher, se tenir debout pendant long-temps, demeurer dans une chambre très chaude, et toujours on a pu constater le même état des parties : plus de pesanteur dans les bourses, plus de tiraillemens dans l'aine et dans les reins; le testicule gauche, autrefois beaucoup plus bas que le testicule droit, est même un peu plus haut que lui.

Obs. IIe. — N., 20 ans, entré le 11 janvier 1844, sorti guéri le 4 avril 1844. — Ce jeune homme porte depuis fort long-temps, sans jamais en avoir été gêné, un varicocèle considérable à gauche : le testicule de ce côté descend très bas, de plusieurs pouces au-dessous du niveau de l'autre testicule; il est même beaucoup plus petit que l'autre; *il est évidemment très atrophié*.

Aucune sensation de douleur dans l'aine, dans les reins, jamais de coliques; seulement les bourses sont pesantes; aussi le malade porte-t-il habituellement un suspensoir. Le scrotum, surtout à gauche, présente une grande quantité de veines dilatées et très apparentes.

M. Vidal opère ce jeune homme le 14 février, par sa méthode. Ici, il y a eu des difficultés réelles : non-seulement il a fallu prendre une assez bonne partie de tissus pour saisir tout le paquet variqueux; mais une veine variqueuse très dilatée ne put être dégagée du cordon testiculaire : la laisser, c'était fortement compromettre le succès de l'opération : aussi M. Vidal se décida-t-il à la saisir, et avec elle, le canal déférent, qui lui était accolé d'une manière si intime. Au moment où l'on fit l'enroulement du cordon, le malade ne parut point souffrir davantage que les malades auxquels on ne lie que des veines ; toutefois, la douleur ne se calma point presque aussitôt, comme chez les autres opérés : elle demeura vive pendant la journée. La nuit, le malade ne put reposer; il y eut de la réaction, quelques coliques, quelques vomissemens. Applications froides sur le scrotum; 1 décigramme d'opium les deux premiers jours.

Dès le 17 février, plus de douleurs spontanées; il ne s'en développe que par la pression du testicule, qui s'engorge, devient volumineux, et ne peut plus être séparé de l'épididyme. Il en résulte bientôt une tumeur pâteuse d'abord, plus dure ensuite, qui devient progressivement indolente, et dans laquelle on ne peut distinguer la trace du testicule ou de l'épididyme. On enlève les fils le 2 mars : il reste une plaie de l'étendue de 4 centimètres à-peu-près, peu profonde, mais la lèvre supérieure de cette solution de continuité forme un bourrelet de peau très épais, œdémateux, empâté, qui retarde la cicatrisation ; quand cette partie de peau est tout-à-fait dégorgée, il n'y a plus qu'un lambeau à base assez étroite, qui, pendant plusieurs jours, du 17 au 20 mars, eut un mauvais aspect. Des cautérisations pratiquées avec le nitrate d'argent entre les bords de la plaie ramenèrent celle-ci à un état meilleur; des bourgeons charnus de bonne nature se développèrent, et tout marcha vers une cicatrisation que l'on aida alors par la réunion des bords avec des bandelettes de diachylon. Aujourd'hui 8 avril, la réunion est complète depuis quinze jours environ; le malade se lève, et ne constate plus la chute du testicule gauche. Je l'ai vu deux fois sortir d'un bain entier d'une heure de durée, et je n'ai vu aucun changement dans les bourses.

Jusqu'au 25 mars, on ne distingua rien dans la tumeur formée dans le scrotum gauche : c'était un noyau assez dur sur lequel on pouvait encore presser fortement sans déterminer de douleur; mais ensuite on reconnut le testicule et l'épididyme, et par la pression on put développer la douleur obtuse et caractéristique, avec sentiment de défaillance, qui suit toute compression du testicule à l'état sain.

Obs. IIIe. — *Varicocèle gauche.* — L., 21 ans, carrier, entré le 10 janvier 1844, sorti guéri le 6 avril 1844. — Cet homme, très robuste, offre les apparences du tempérament dit lymphatico-sanguin, porte un varicocèle à gauche, qui, malgré les travaux rudes auxquels il est soumis, ne l'a jamais gêné; il ne se doutait même pas de son infirmité quand elle fut pour lui un motif d'exclusion du service militaire. Il n'a pas d'autres varices en d'autres points du corps, point d'hémorrhoïdes; jamais il n'a entendu dire que son père fût affecté de varicocèle ou d'hémorrhoïdes. Malgré le peu de souci de son affection, il se rappelle bien que les bourses du côté gauche étaient plus pendantes qu'à droite, surtout pendant les chaleurs, et cela depuis plusieurs années. Ce ne fut qu'au mois d'août dernier, 1843, que ce varicocèle causa une gêne sensible, consistant en une pesanteur continuelle quand il était debout, en des tiraillemens dans le cordon du côté gauche, tiraillemens qui n'ont jamais été portés au point de déterminer de la douleur aux reins, ou des coliques.

L'opération de ce varicocèle par l'enroulement des veines dilatées fut pratiquée le 17 février. Aucun accident ne suit cette opération ; le malade en est même si peu occupé, qu'il veut se lever dans la journée. Repos absolu au lit ; les premiers jours, compresses arrosées d'eau froide sur le scrotum ; celui-ci offre de l'empâtement. Pas le plus léger accès de fièvre.

Le 5 mars, on enlève les fils d'argent en incisant jusqu'à eux, avec le bistouri, le pont de peau. La plaie qui en résulte tend à se cicatriser facilement; mais supérieurement le bourrelet de peau formé par l'enroulement demeure assez longtemps engorgé et œdémateux. Plusieurs cautérisations avec le nitrate d'argent sont indispensables pour amener une cicatrisation complète qui a lieu dans les premiers jours d'avril.

Depuis que les fils sont retirés, on a plusieurs fois examiné l'état du cordon après avoir fait marcher le malade pendant quelque temps, et l'on n'a trouvé aucune chute du testicule ; il est considérablement remonté ; il est au niveau du testicule droit.

Cet homme sort guéri le 6 avril.

Obs. IVe. — *Varicocèle double.* — Salle 10, n° 11. — C., 24 ans, entré le 18 décembre 1842. — Ce malade présente un aricocèle double ; celui du côté gauche est, il est vrai, beaucoup plus volumineux que l'autre ; mais aussi il a paru plus tôt ; de plus, sur le scrotum, du côté gauche principalement, rampent des veines variqueuses. Constitution robuste, taille élevée, vie sobre et réglée ; aucune veine variqueuse aux membres ; pas d'hémorrhoïdes. Il y a dix ans que le testicule gauche descend beaucoup plus bas que le testicule droit, et qu'il en dépasse le niveau au moins de plusieurs pouces. Cette affection fut pour le malade un motif d'exclusion du service militaire. Malgré cela, C. ne se rappelle en avoir été gêné sérieusement que l'été dernier : la marche étant devenue très difficile dès qu'elle était un peu prolongée, un poids incommode dans les bourses et des tiraillemens dans l'aine et les reins obligeaient le malade à s'asseoir. De plus, le scrotum, ballottant sans cesse entre les cuisses et frottant davantage contre les vêtemens, était devenu le siége de démangeaisons intolérables. Du côté droit, les veines ne sont dilatées que depuis le mois d'octobre dernier ; mais ce varicocèle est peu de chose en comparaison de celui du côté gauche, qui s'accompagne d'une chute du testicule extrêmement marquée.

Le 21 décembre 1843, M. Vidal opère le côté gauche par une simple ligature, d'après le principe de M. Gagnebé, adopté par M. Ricord. Le fil est enlevé le 25 janvier, et douze jours après le varicocèle était aussi considérable qu'avant l'opération. Dans l'espoir d'obtenir une guérison complète, M. Vidal l'opère de ce même côté gauche par son nouveau procédé, l'enroulement des veines, le 14 février, et il serre tout de suite très fortement les fils. Dans cette opération, il a fallu comprendre dans l'anse formée par les extrémités doubles des fils une assez grande étendue de tissus, parce qu'une veine très dilatée, très grosse, suivait la ligne médiane, en arrière du scrotum, et ne pouvait être rapprochée isolément des veines qui accompagnent le cordon.

Aucun accident ne suit cette opération ; il ne reste plus de douleurs quelques heures après.

Le 26 février, on enlève les fils; la solution de continuité qui en résulte se réunit peu-à-peu.

Le 5 mars, M. Vidal opère le varicocèle du côté droit par le même procédé. Les choses se sont aussi bien passées que la première fois. Ici l'opération a été plus facile, parce qu'on n'a point eu à saisir cette veine médiane déjà liée, dans l'opération du 14 février, sur le côté gauche.

Les fils ont été enlevés le 19 mars, et l'on a essayé immédiatement de réunir les lèvres de cette plaie; mais la réunion avec les bandelettes est difficile à maintenir sur des tissus aussi flasques que ceux du scrotum.

Les deux testicules sont énormément remontés, surtout le gauche. Le malade sort guéri quinze jours après.

Obs. Ve. — Salle 10, n° 25, B., 25 ans, entré le 21 mars. — Constitution assez robuste, bonne santé habituelle; point de varices aux membres, point d'hémorrhoïdes. Depuis sept ans environ le testicule gauche est pendant; il descend plus bas que le testicule droit, mais jamais ce varicocèle n'a gêné le malade, si ce n'est depuis seize mois, époque à laquelle il contracta une blénorrhagie, qui amena une épididymite à gauche. Depuis lors, le varicocèle s'est beaucoup développé, et donne lieu à un sentiment de pesanteur fort incommode, mais jamais de douleurs. Malgré l'usage d'un suspensoir qui ne quittait jamais le malade, les veines se sont dilatées, et le testicule est descendu au point que cet homme est venu lui-même réclamer l'opération.

Sur le scrotum, aucune veine dilatée; il existe une veine qu'on a de la peine à isoler du cordon spermatique, et une autre qui est placée sur la cloison des dartos, et que M. Vidal embrasse à dessein dans la ligature.

L'opération est pratiquée le 26 mars par l'enroulement des

veines. Elle a été assez douloureuse, à cause de l'agitation dans la journée. Quelques coliques, un peu de douleur le long du cordon et dans les veines du même côté; mais tout cela a facilement cédé à des applications froides sur le scrotum, et à deux grains d'opium dans la journée. Dès le lendemain, le malade est parfaitement tranquille, ne souffre point, seulement un peu par la pression sur le testicule qui est légèrement engorgé. Chez cet homme, qui garde le repos le plus absolu, la cicatrisation se fait à mesure que les fils coupent les parties qui sont au-devant d'eux.

Obs. VIe. — *Orchite à gauche.*— *Varicocèle*; *opération.* — Salle 10e, n° 21, âgé de 28 ans, cordonnier, entré le 15 février 1844. — Il y a douze ans, une blennorrhagie traitée et guérie par M. Cullerier; il y a un an, encore une blennorrhagie, qui survient trois ou quatre jours après des rapports avec une femme publique; cette blennorrhagie fut douloureuse, cordée, fournit un écoulement abondant. — Le malade se contente de boire de la tisane avec les racines de patience et de fraisier; l'écoulement dura jusqu'au mois d'août, époque à laquelle il fut définitivement arrêté.

Après de nouveaux rapports sexuels, cet homme contracte encore vers la fin d'octobre 1843 une troisième blennorrhagie, peu douloureuse, mais fournissant un écoulement assez abondant. — Tisane avec la racine de patience. L'écoulement dure trois mois; il était très peu abondant, mais encore épais et verdâtre, quand, spontanément, sans cause occasionnelle appréciable, l'épididyme gauche s'enflamme. — Vives douleurs, courbature extrême, brisement des membres, envies de vomir; en outre, un peu de dysenterie vient compliquer cet état. — Dès que le malade se lève, il ressent une douleur très aiguë et une sensation de pesanteur très grande dans les bourses ; même au lit, la douleur s'irradie dans la région des reins et de l'aine du côté correspondant.

Tel est l'état du malade lors de son entrée : il n'y a plus le moindre écoulement.

16 février. Un bain entier. — 15 sangsues au périnée. — Petit lait.

17 février. Amélioration. — Repos absolu au lit ; la résolution s'opère ; à la fin du mois de février, elle est complète.

Il est facile de voir alors que le scrotum du côté gauche descend beaucoup plus bas que de l'autre côté ; les veines du cordon spermatique sont dilatées dans toute leur longueur ; il y a varicocèle.

Cette affection n'est point toute récente, et ne reconnaît pas pour cause immédiate l'épididymite, comme cela s'observe assez souvent : elle est ancienne, elle date au moins de huit ans, puisqu'elle a été pour cet homme un motif d'exemption du service militaire. Le malade avoue, du reste, que jamais son varicocèle n'a été si volumineux ; l'épididymite lui a donné beaucoup d'accroissement.

Le malade ne sait pas trop à quoi rapporter le développement de son varicocèle ; il n'a point de parent qui soit affecté de varices ou d'hémorrhoïdes ; il affirme, mais d'une manière embarrassée, il est vrai, ne point s'être livré à la masturbation ; toutefois, il a eu des rapports sexuels d'assez bonne heure, puisque sa première blennorrhagie date de l'âge de 16 ans.

Le 11 mars, M. Vidal pratique l'opération du varicocèle par son procédé de l'enroulement des veines du cordon. — Aucun accident le jour de l'opération ni les jours suivans ; le pouls a conservé son rhythme normal, aucune espèce de réaction ne s'est manifestée. — Le 25 mars, les fils métalliques sont presque sous-cutanés. On pratique la section de la peau qui les recouvre encore. Écoulement d'un sang très rouge venant surtout des artères scrotales : en effet, on peut très bien s'assurer que l'écoulement du sang est superficiel. Compression avec des boulettes d'amadou. — Vers le 8 avril, la cicatrisation est complète, linéaire, et se perd déjà bien dans les plis du scrotum. — Celui-ci demeure un peu œdémateux ; l'épididyme est toujours un peu gros : aussi M. Vidal juge-t-il convenable de faire appliquer vingt sangsues au périnée. Cette émission sanguine locale a un bon résultat, elle hâte le dégorgement des parties.

Une fois que celui-ci est complet, on peut s'assurer que le testicule gauche est au niveau du testicule droit, si même il n'est point encore un peu au-dessus.

Cet homme sort guéri le 20 avril 1844.

Obs. VIIe. — *Varicocèle double.* — Salle 9e, n° 9. — B..., âgé de 26 ans, entré le 28 avril, sorti le 29 juin.

C'est un homme né avec une constitution assez forte ; ses parens n'ont ni varices, ni hémorrhoïdes. — Il n'a pas de constipation habituelle, il porte depuis très long-temps, sans pouvoir en indiquer l'origine, un varicocèle double. Dans son enfance, il s'est livré avec ardeur à la masturbation ; et depuis l'âge de la puberté ses rapports sexuels sont fréquens ; en outre, il marche toute la journée. Il a toujours vu ses bourses pendantes, mais jamais au point où elles en sont maintenant ; depuis trois ans, à-peu-près, ce varicocèle double a pris un énorme accroissement ; les veines du scrotum sont également variqueuses, très gonflées et douloureuses. Il y en a deux surtout qui sont énormes, et dans l'épaisseur de la peau elles sont le siége d'une douleur intolérable. Du côté gauche, le varicocèle est encore plus volumineux qu'à droite; les veines des cordons spermatiques forment des cordons flexueux, volumineux, résistant sous le doigt; les testicules ont un petit volume; la voix de cet homme est très grêle comme celle d'un castrat. Il va toujours en maigrissant. — Dans le lit, le malade est obligé de porter un surpensoir, sans lequel la douleur et la gêne le réveilleraient.

M. Vidal fait l'opération des deux côtés, dans la même séance, le 9 mai. — Des deux côtés, le canal déférent peut s'isoler aisément.

Douleurs assez vives dans la journée, coliques, quelques nausées. — Le surlendemain, tous ces symptômes ont disparu, le malade est parfaitement bien; point de fièvre.

Du côté gauche, la section est plus promptement faite qu'à droite. M. Vidal enlève les fils le 25 mai à gauche, et le 28 mai à droite. Le 31, application de vingt sangsues au périnée pour faciliter le dégorgement des parties qui se fait peu-à-peu. Quant à la cicatrisation, elle est longue à se faire. Les veines variqueuses du scrotum ont disparu, les deux testicules sont très remontés.—Le malade sort guéri le 29 juin.

Depuis, nous avons eu occasion de le revoir; la guérison se maintient parfaitement, et cependant le malade est allé à la campagne, et a fait de longues courses. Il a acquis un certain embonpoint, et sa voix a pris un timbre mâle.

Obs. VIIIe. — *Varicocèle à gauche.* — Salle 10e, n° 21. — D., 25 ans, entré le 11 mai; sorti guéri le 29 juin.

Constitution forte, tempérament lymphatico-sanguin, bonne santé habituelle.

Il y a quatre mois, cet homme eut une blennorrhagie; elle se compliqua d'épididymite à gauche. Avant cette inflammation le testicule gauche descendait plus bas que le droit, mais fort peu; s'il y avait déjà alors varicocèle, il n'était que très peu considérable; mais depuis l'épididymite, laquelle date d'un mois à-peu-près, la bourse gauche pend très bas, le malade ne peut marcher sans douleur dans l'aine, dans les lombes, dans la cuisse; souvent il ressent des coliques. A son entrée, l'épididyme gauche est encore un peu engorgé, mais très peu, surtout à sa partie inférieure. — Les parens de cet homme n'ont point d'affection des veines, ni d'hémorrhoïdes; lui-même ne porte que ce varicocèle: il n'a pas de constipation habituelle.

M. Vidal l'opère le 16 mai, par son procédé de l'enroulement. Celui-ci se fait aisément, et d'une manière bien méthodique: il y eut chez cet homme de très grandes difficultés d'isoler des veines le canal déférent. — Le premier jour, peu de douleur, seulement au niveau du pincement de la peau; mais les jours suivans, l'engorgement inflammatoire devient très intense, de manière à déterminer une réaction fébrile, des coliques vives. — Cataplasmes émolliens. — Le 31 mai, M. Vidal enleva les fils d'argent: il ne s'écoula que peu de sang. — A cette époque, l'engorgement des parties était tel, qu'on ne pouvait plus distinguer le testicule de l'épididyme: c'était une tumeur de la grosseur du poing. — Dans la nuit du 30 au 31 mai, le malade eut des frissons passagers; les douleurs de la partie engorgée se calmèrent un peu; le lendemain, en examinant attentivement, M. Vidal reconnut au côté externe de la tumeur un point fluctuant; il plongea un bistouri dans la tumeur, il en sortit environ une cuillerée de pus. Depuis lors, la résolution marcha assez vite, et on put voir à la fin de juin le varicocèle complétement guéri; le testicule était très remonté, ce dont on put se convaincre en examinant les parties après le dégorgement.

Obs. ixe. — *Varicocèle à gauche.* — Salle 11e, n° 32. P., 22 ans. Entré le 11 juin, sorti le 20 juin.

Constitution très robuste, bonne santé habituelle. Parens aussi robustes que lui, n'ayant point de varices ni d'hémorrhoïdes. Cet homme porte un varicocèle à gauche qui ne descend point très bas, mais qui le gêne considérablement. C'est lui-même qui est venu réclamer l'opération à une consultation de l'hôpital. Il porte à la jambe droite des varices peu volumineuses, mais qui commencent cependant à le gêner. Il affirme ne point s'être livré à la masturbation, mais il a eu des rapports sexuels de très bonne heure, étant même encore enfant; point de constipation habituelle. M. Vidal l'opère, par son procédé de l'enroulement des veines, le 19 juin. Douleurs assez vives pendant l'opération, mais bientôt calmées. Aucun accident ultérieur. L'engorgement des parties est considérable, inflammatoire. Le 4 juillet, on enlève les fils d'argent : sur le moment même, il s'écoule un peu de sang, mais en petite quantité; dans la journée, cet écoulement devient abondant, et avant qu'on s'en aperçût, le malade pouvait bien avoir perdu trois palettes de sang artériel. Pansement avec la calophane et l'amadou; compression exercée par un bandage contentif. Suspension de l'hémorrhagie. Encore cette fois, le sang venait des parties superficielles. Cette hémorrhagie a servi de saignée locale, et procuré un dégorgement beaucoup plus rapide des parties. Il était complet vers le milieu de juillet. Mais quand le malade voulut sortir, le 20 juillet, la plaie n'était point encore cicatrisée; cependant le testicule bien remonté, et au niveau du testicule droit, ne descendait plus pendant la marche et la station verticale, comme auparavant. Le malade ne ressent plus la pesanteur, l'engourdissement de la cuisse gauche et les douleurs lombaires, comme avant l'opération.

Obs. xe. — *Varicocèle à gauche.* — Salle 9e, no 1. — J., 21 ans, fondeur en cuivre, entré le 15 juillet; sorti guéri le 31 août.

Constitution assez robuste, tempérament lymphatico-sanguin.

Depuis trois ans ce jeune homme remarqua que la bourse gauche descendait beaucoup plus bas que la droite; mais comme il n'en ressentait aucune douleur, son attention ne fut que médiocrement éveillée. Aujourd'hui, un motif autre que la gêne et la douleur l'engage à se faire opérer : il veut servir l'État, et on l'a déjà refusé à cause de son varicocèle.

Les parens de ce jeune homme jouissent d'une bonne santé; ils ne portent point de varices, lui-même n'en a en aucun point du corps. Il ne sait trop à quoi rapporter le développement de son varicocèle : point d'épididymite antérieure, point de fatigues excessives; mais ses réponses embarrassées me font croire que la masturbation joue ici un grand rôle.

M. Vidal l'opère le 24 juillet. Le canal déférent s'isole assez facilement, mais, afin de saisir dans la ligature plusieurs veines scrotales variqueuses, il faut prendre une assez grande étendue de tissus, et porter le siége de l'opération presque sur la ligne médiane.

Douleurs assez vives pendant l'opération; quelques coliques dans la journée; elles se calment facilement, et la première nuit qui suit l'opération le malade repose très tranquillement. Compresses froides; cataplasmes sur le ventre; une pilule d'opium.

L'engorgement inflammatoire est assez intense, mais il

n'attaque que les parties extra-testiculaires. Un fait remarquable, dû probablement à une disposition individuelle, à une force remarquable de la plasticité du sang chez ce jeune homme, et aussi à la manière heureuse et régulière dont sont affrontés les bords de la solution de continuité, consiste dans la réunion intime des parties divisées en arrière des fils, et à mesure que ceux-ci coupent les tissus. Le 6 août, M. Vidal retire les fils; il ne reste plus qu'une plaie fort petite ; le reste est de chaque côté parfaitement bien réuni. L'engorgement du scrotum, et surtout du bourrelet de peau formé par l'enroulement des veines du cordon persiste assez long-temps. On fait une application de vingt sangsues au périnée, on laisse le malade au repos ; puis, le 19 août, on exerce sur ces parties tuméfiées une compression méthodique à l'aide de bandelettes de diachylon. Cette compression est renouvelée trois fois ; elle a un très bon résultat ; elle hâte beaucoup la résolution. Le malade sort guéri le 31 août, ayant le testicule gauche au niveau du droit, et soutenu dans cette position par une cicatrice très forte, qui fait adhérer entre eux la peau et les tissus sous-jacens.

Obs. xie. — *Varicocèle à gauche.* — Salle 11, n° 20. — D..., 25 ans, corroyeur, entré le 9 mai; sorti guéri le 6 juillet.

Constitution peu robuste, cependant une bonne santé habituelle; sujet aux convulsions dans l'enfance, elles ont amené un strabisme convergent de l'œil droit, qui a persisté. Il a de temps en temps des attaques d'épilepsie, mais à de très rares intervalles; il a eu une attaque pendant son séjour à l'hôpital : elle s'est composée de trois accès, dont le premier fut beaucoup plus violent que les deux autres.

Depuis long-temps il porte un varicocèle du côté gauche,

mais sans en souffrir d'abord. C'est seulement depuis cinq à six mois que la gêne, la pesanteur, une grande facilité à se fatiguer, lui ont appris la nature de son infirmité. Il avoue sa fatigue, mais sa manière embarrassée de répondre me fait présumer que la masturbation joue un grand rôle. Le testicule gauche est beaucoup moins gros que le testicule droit. Ce jeune homme est enclin à l'acte vénérien. Point de varices ailleurs; point de constipation habituelle.

M. Vidal l'opère par son procédé de l'enroulement le 18 mai, en passant un fil plus gros derrière qu'en avant des veines. Chez ce jeune homme, le canal déférent fut très difficile à isoler; une veine lui était adhérente, et échappait avec le canal quand on saisissait celui-ci.

Il y eut quelques coliques, un peu de fièvre, chez ce malade, d'ailleurs très impressionnable. — Compresses froides sur les bourses, pilules d'opium.

Deux jours après, pas le plus léger malaise: la peau est déjà entamée par les fils; aussi la douleur s'est-elle dissipée. — M. Vidal enlève les fils le 2 juin: ils étaient presque sous-cutanés; le fond de la plaie est encore mortifié; par les parties superficielles sous-cutanées sort du sang artériel provenant des artères scrotales; l'écoulement est assez abondant, et a duré assez de temps pour nécessiter le tamponnement de la plaie et un peu de compression.

Le 5 juin, 20 sangsues au périnée, pour favoriser le dégorgement; il est très lent, mais enfin il est complet à la fin du mois de juin, à l'exception du bourrelet de peau, qui demeure gros et volumineux. Pour hâter la cicatrisation, M. Vidal excise, avec des ciseaux courbes, ce bourrelet de peau; en peu de jours, la cicatrisation est complète. Mais on peut s'assurer qu'en laissant le dégorgement se faire peu-à-peu, l'on réussit mieux : en effet, la cicatrice est beaucoup moins apparente; elle se perd facilement dans les plis du scrotum, tandis que la cicatrice résultant de l'excision de cette peau exubérante est blanche, dure, plus large, bien moins linéaire que la première.

Obs. xiie. — *Varicocèle à gauche.* — Salle 9, n° 13. — C., 26 ans, entré le 23 mai, sorti guéri le 13 juillet.

Cet homme, d'une constitution peu robuste, et offrant les apparences du tempérament lymphatique, porte un varicocèle à gauche depuis long-temps; il ne peut indiquer l'époque de son origine. Il avoue s'être long-temps livré à la masturbation, et depuis cinq ans environ qu'il a perdu cette fâcheuse habitude, il se livre au coït avec ardeur.

Ce n'est que depuis peu de temps que le varicocèle détermine de la douleur, de la gène, rend la fatigue plus pénible. M. Vidal l'opère le 30 mai. — Aucun accident. Les parties sont aisément divisées; mais elles se réunissent aussi en arrière des fils; l'engorgement est peu considérable. — Les fils sont enlevés le 16 juin, il s'écoule peu de sang; la cicatrisation se fait peu-à-peu, à mesure que s'opère le dégorgement; il n'était point encore complet, ni la plaie totalement cicatrisée, quand le malade voulut sortir, le 13 juillet.

Obs. xiiie. — *Varicocèle à gauche.* — Salle 10, n° 26.— L., 21 ans, entré le 8 juillet; sorti guéri le 23 août.

Constitution assez robuste, tempérament sanguin, bonne santé habituelle.

Depuis long-temps le testicule gauche descendait plus bas que le droit, mais sans incommoder beaucoup le malade; seulement, depuis quelques mois, et surtout depuis l'été dernier, ce varicocèle commence à être gênant; il tombe très bas, il est très lourd, et la sensation de pesanteur s'irradie dans l'aine et dans les reins ; la cuisse correspondante est fréquemment engourdie. Le scrotum est le siége aussi de plusieurs veines variqueuses : l'une d'elles, placée en arrière, est très volumineuse, et les frottemens exercés sur elle sont intolérables, à tel point que le suspensoir lui-même est douloureux.

Dans la famille de cet homme, point d'affection semblable, point d'hémorrhoïdes. — Ce jeune homme attribue à des marches souvent très longues et excessives le développement de sa maladie ; il nie formellement qu'il se soit livré à la masturbation. Il n'a pas de constipation habituelle.

M. Vidal l'opère le 11 juillet par son procédé de l'enroulement ; le fil postérieur a un volume deux fois plus gros que le fil antérieur. Douleurs assez vives, promptement calmées, dès que les fils ont commencé à diviser la peau. — Chez ce malade, l'engorgement des parties est considérable, mais peu inflammatoire ; il y a beaucoup d'œdème, la plaie ne se réunit point à mesure que les fils divisent les tissus.

Le 27 juillet, M. Vidal enlève les fils. La plaie fournit du sang artériel qui provient de vaisseaux très superficiellement placés ; point d'hémorrhagie consécutive. Pansement avec l'amadou. Au fond de la plaie, tous les tissus sont mortifiés, et offrent un détritus noirâtre, fétide, dont l'élimination nécessaire retarde d'autant la cicatrisation. D'ailleurs, celle-ci est empêchée aussi par l'œdème considérable qui siége dans les tissus. — M. Vidal fait exercer la compression avec des bandelettes de diachylon, mais seulement, après avoir eu recours, et à deux reprises, à une application de sangsues au périnée. — Quand le malade se lève, le testicule gauche n'est plus pendant, il est très remonté ; plus de veines scrotales variqueuses.

Obs. xive. — *Varicocèle double.* — Salle 11, n° 22. — M....

22 ans, fileur, entré le 29 juillet. — Constitution assez robuste, tempérament lymphatico-sanguin. Il y a 18 mois, une blennorrhagie dont il fut bien guéri. Il y a 7 ans, il reçut un coup violent sur les bourses : il en résulta un gonflement rapide à gauche ; quelques jours de repos au lit, et l'application d'un suspensoir en triomphèrent.

C'est depuis 3 ans seulement que le varicocèle gauche préoccupe le malade ; du côté droit, il n'y a guère qu'un an. Cet homme est habituellement très constipé ; en outre, il fatigue beaucoup, sa profession l'oblige à se tenir debout presque toute la journée ; il nie s'être livré à la masturbatisn ; il n'a que rarement des rapports sexuels.

Le malade souffre beaucoup ; il ressent de véritables douleurs dans les lombes des deux côtés, ainsi que dans les cuisses : ces douleurs sont plus sensibles depuis un an ; elles existent même la nuit. Cette double infirmité fait souffrir autant le physique que le moral du malade ; il se plaint d'un malaise général, d'oppression dans la poitrine ; il prétend que les alimens ne le nourrissent pas, qu'il maigrit chaque jour ; il est triste, mélancolique ; il exprime tout le chagrin que lui cause son double varicocèle, il se croit exposé à de grands dangers.

Point de veines variqueuses sur le scrotum ; les testicules ne sont point atrophiés; ils ont conservé leur volume ordinaire.

M. Vidal pratique l'opération des deux côtés le 6 août, le malade étant couché : c'est la première fois que M. Vidal opère un malade dans cette position. Du reste, l'exécution de son procédé est facile chez cet homme ; le canal déférent s'isole bien des deux côtés. Aucun accident ; les premiers jours, l'inflammation paraît à-peu-près nulle, surtout du côté gauche ; à droite, elle est un peu plus vive, et à mesure que les fils coupent, la plaie semble se cicatriser; la cicatrisation s'est faite en effet, mais dans une très petite étendue.

Malgré le peu d'inflammation à gauche, les fils coupent plus promptement les parties situées au-devant d'eux. M. Vidal les enlève de ce côté, le 18 août; deux jours après, il retire ceux du côté droit. Les parties mortifiées qu'offrent ces plaies à leur surface se détachent promptement, et sont remplacées par une suppuration peu abondante, peu épaisse, ténue, comme visqueuse. En raison de l'engorgement extrêmement faible des parties, la cicatrisation des deux plaies marche très rapidement. Aujourd'hui, 3 octobre, la cicatrisation est achevée. Le malade commence à se lever un peu; il ne ressent de douleurs nulle part, et le moral du malade se raffermit journellement.

DU DÉBRIDEMENT DU TESTICULE
dans les cas d'orchite parenchymateuse.

L'article de mon élève interne, M. Dumoulin, inséré dans les *Annales de la chirurgie*, sur le débridement du testicule, a causé une certaine émotion dans le monde chirurgical. L'idée d'inciser un testicule a effrayé les esprits, et cela précisément à une époque où l'on débride tous les jours les doigts, la main, où la glande mammaire est traversée impunément, où on débride la poitrine dans des cas de pleurésie aiguë, et à une époque qui a vu naître sans sourciller la fameuse proposition du trépan appliqué au débridement du cerveau ! Et par qui la critique a-t-elle été inspirée? Par des hommes qui trop souvent commettent de véritables cruautés chirurgicales !

On a feint de croire que je portais le fer sur tous les testicules pour toutes les orchites. On m'a prêté ainsi une pratique que rien ne pourrait justifier. L'orchite ordinaire, qui n'est autre qu'une épididymite simple ou une vaginalite, guérit ordinairement *sans aucune espèce de médication*. Les émissions sanguines, les topiques actifs, la compression, ne modifient en rien sa marche. Ainsi l'épididymite simple peut ne pas être traitée. Il est bien entendu que je ne conseille pas de négliger l'hygiène.

L'orchite doit être traitée sérieusement quand éclatent des accidens : vomissemens, coliques, douleurs térébrantes ou tensives du côté du testicule, remontant vers la fosse iliaque et vers les lombes, descendant vers le membre inférieur correspondant ; insomnie, fièvre, etc. Ces accidens ne permettent plus la neutralité. Il faut intervenir : eh bien ! ici vous échouerez encore, c'est-à-dire vous n'entraverez en rien la marche des accidens avec les émissions sanguines, les topiques, et vous aggraverez le mal par la compression.

Il est de ces symptômes qui peuvent être observés sans qu'il y ait pour cela inflammation bien manifeste du parenchyme du testicule. Il y a alors, dans le plus grand nombre des cas, inflammation de l'épididyme et de la tunique vaginale ; il y a épididimyte avec hydrocèle suraiguë : alors une ponction qui ne va pas jusqu'au testicule, et qui ne fait que vider la tunique vaginale, abat quelquefois les accidens d'une manière assez rapide. Je fais fréquemment cette opération et, en cela, j'imite M. Velpeau.

Mais il est des cas où il faut agir plus profondément : c'est quand le mal est plus profond, c'est quand, au lieu d'une phlégmasie membraneuse, avec plus ou moins de retentissement dans la glande, on a à traiter une inflammation parenchymateuse. En effet, dans certaines circonstances pathologiques encore difficiles à apprécier, et ordinairement chez les malades les plus jeunes de notre service (dix-neuf, vingt ans, rarement vingt-quatre ans) surviennent des inflammations qui envahissent le tissu propre du testicule, inflammation avec étranglement, et qui, si on les laisse marcher, ou, ce qui revient au même, si on les traite par les moyens jusqu'ici usités, font toujours cruellement souffrir et se terminent quelquefois par la perte du testicule; car sa substance est emportée par la suppuration. Ces cas sont rares; ils existent cependant, et tous ceux qui ont été à la tête d'un service chirurgical un peu important doivent les avoir observés. C'est pour dompter ces inflammations parenchymateuses du testicule, que je pratique le débridement de la tunique fibreuse de l'organe, comme on pratique le débridement des tissus fibreux de la main, pour faire cesser l'inflammation de cette partie ou la rendre moins compromettante.

Ce traitement est donc *exceptionnel*, si on le considère comme traitement de l'orchite en général; il est toujours applicable, s'il s'agit de l'orchite parenchymateuse, qui, elle-même, est une orchite exceptionnelle.

Grâce à cette opération, pendant une année, je n'ai observé aucune suppuration du testicule et mes malades sont promptement soulagés, tandis qu'il n'en était pas de même avant l'adoption de cette méthode dans mon service.

Ce qu'il y a de remarquable, et ce qui peint admirablement, je ne dirai pas l'esprit, mais les sentimens d'un critique qui a prêté complaisamment sa plume à une petite passion, c'est qu'après s'être récrié sur l'excentricité du moyen, il en attribue l'invention à J.-L. Petit, qui n'en est certainement pas coupable. Pour moi, ce serait là une découverte d'érudition qui me rassurerait complétement sur le sort de cette opération; car, à l'abri d'un pareil nom, un procédé peut affronter bien des critiques.

On a demandé s'il ne serait pas plus convenable, avant de débrider, de saigner, d'appliquer des sangsues, d'épuiser enfin tout l'appareil des moyens antiphlogistiques et calmans. Non certes, car les saignées et les sangsues sont dans l'impossibilité de faire rétrograder une inflammation de parenchyme testiculaire. L'observation de M. Cullerier le prouvera ; les sangsues surtout appliquées sur le testicule même, pourraient hâter, non la résolution, mais la suppuration, c'est-à-dire qu'elles pourraient perdre un peu plus tôt le testicule. D'ailleurs, pour qu'elles aient une action quelconque, il faut les répéter, les appliquer en très grand nombre après les saignées. Or, tant d'émissions sanguines peuvent avoir des inconvéniens, tandis que le débridement n'en a aucun. D'ailleurs, croit-on que j'en sois venu, du premier coup, à l'incision du testicule, et que d'autres moyens n'aient pas été employés avant? M. Cullerier, qui est de ceux qui ont d'abord été un peu effrayés de ce moyen, mais qui a préféré s'informer au lieu de vociférer en fermant les yeux, M. Cullerier a eu à traiter un jeune homme en ville, qui était sous l'influence de tous les accidens de l'étranglement testiculaire. Les calmans, les saignées n'ont pu calmer ces accidens. Alors il en est venu à notre méthode, et après le débridement, tous les accidens ont disparu. M Cullerier est venu lire tous les détails de ce fait à la *Société de chirurgie*, qui a traité avec maturité et une grande impartialité la question qui se rattache à ce fait. Je publierai à la fin de cette note cette observation et les remarques des membres de la *Société de chirurgie*.

Ailleurs on a demandé ce que devenait le testicule? Voici la réponse : 1° l'inflammation dont il était atteint passe à l'état de résolution ; 2° la plaie qui a été faite à la membrane fibreuse se confond avec la plaie de l'enveloppe séreuse, celle des autres enveloppes et celle de la peau : une seule cicatrice les réunit toutes; 3° cette cicatrice finit par devenir linéaire, le point d'adhérence du testicule avec les enveloppes est toujours plus faible; 4° enfin le testicule recouvre son entière liberté, son volume ordinaire, sa consistance normale. Ceci a été constaté par M. Morel-Lavallée, M. Marchal (de Calvi), M. Rousseau et par tous les élèves qui suivent ma visite. J'offre de le faire constater par qui voudra s'en donner la peine, car j'avoue que je n'appartiens pas à cette classe de chirurgiens qui portent la modestie jusqu'à cacher leurs succès. D'ailleurs M. de Castelnau a déjà, dans le journal de M. Cazenave, établi les avantages de ce débridement par des faits et des raisonnemens qu'on n'a pas cherché à combattre, et le beau succès de M. Cullerier est pleinement confirmatif de tout ce que j'ai avancé.

Voici d'abord deux observations rédigées par M. Dumoulin; on les ajoutera à celles déjà publiées par cet interne.

Obs. I. — Le nommé D..., âgé de vingt ans, entré à l'hôpital le 27 juin, couché au n° 12, salle 11, contracta, il y a deux ans, une blennorrhagie qui, après trois mois de durée, alors que l'écoulement n'était plus que très peu abondant et séreux, tomba dans les bourses du côté gauche. Cet accident eut probablement pour cause occasionnelle une très longue marche, car l'affection se développa dans la nuit même. Je ne saurais dire si ce fut l'épididyme ou le testicule gauche qui fut alors affecté, car aucun noyau d'induration ne révèle le siége primitif: la résolution a été complète; cependant j'ai quelques raisons de croire que ce fut une épididymite même assez légère, puisque des cataplasmes émolliens et un peu de repos en triomphèrent.

Aujourd'hui une véritable orchite, à droite, amène ce jeune homme à l'hôpital. Il eut une nouvelle blennorrhagie il y a un mois. Après avoir offert une marche aiguë, elle était à sa fin quand l'orchite arriva. Le malade présume s'être froissé les bourses en portant un fardeau. Dès le début, les douleurs furent assez vives, mais supportables; il y avait déjà six jours de durée, lors de l'entrée du malade, et l'on pouvait très bien constater l'inflammation du testicule: il formait une tumeur globuleuse, dure, offrant au moins le volume du testicule normal, et situé au-devant de l'épididyme, un peu engorgé mais faiblement; la peau du scrotum était déjà d'un rouge érysipélateux. La douleur devint de jour en jour plus vive, s'irradiant le long du cordon spermatique jusque dans les lombes, et aussi dans la cuisse correspondante, jusqu'au jarret. L'écoulement blennorrhagique est nul; seulement le malade accuse de la chaleur dans l'urèthre pendant l'émission des urines. — Cataplasmes sur la tumeur, petit lait, une portion d'alimens, repos au lit.

Le 30 juin, les douleurs étaient plus vives: la nuit, le malade ne peut dormir, tant étaient grandes les angoisses: nausées, vomissemens, coliques.

Le 1er juillet, M. Vidal incise la tumeur couche par couche, dans l'étendue d'un centimètre et demi environ. Il fut très facile de constater le débridement du périteste, et de voir à nu la substance du testicule. La tunique vaginale ne contenait pas une seule goutte de sérosité. Le soir, à quatre heures, je trouvai le malade dans un état très satisfaisant: pas de douleurs, toute réaction générale avait disparu. Il put dormir très tranquillement la nuit. Depuis lors la résolution marcha franchement: il s'établit une union entre le testicule et les feuillets de la tunique vaginale au point du débridement, en sorte que le testicule adhérait aux parties situées au-devant de lui. C'est un fait sur lequel j'ai appelé l'attention dans le numéro du 18 mai de cette année. M. Vidal vient d'indiquer comment marche la résolution, et ce que devient la cicatrice qui unit le testicule à ses enveloppes : elle se relâche et peut même disparaître totalement, comme je l'ai observé chez le malade dont je viens de rapporter l'histoire.

Obs. II. — Le nommé B..., âgé de dix-neuf ans, couché au n° 2 de la salle 9, est entré à l'hôpital le 25 juillet. Il contracta une blennorrhagie il y a deux mois; elle était à-peu-près guérie quand il se livra à des excès alcooliques le 20 juillet. Dans la nuit même, le testicule gauche devint malade; il augmenta de volume jusqu'au 25, jour de l'entrée du malade à l'hôpital, sans provoquer des douleurs bien vives; mais à partir du 25, elles devinrent de plus en plus intenses.

Le 27, elles étaient insupportables : point de sommeil, pouls fébrile, soif vive, quelques nausées, mais pas de vomissemens ; coliques très vives dans la fosse iliaque gauche, s'irradiant dans les reins du même côté. M. Vidal incise la tunique albuginée, et les accidens cédèrent aussi promptement que chez le premier malade. Rien depuis lors n'a entravé la résolution, la blennorrhagie a repris le caractère purulent depuis la cessation de l'orchite. Ce malade est encore à l'hôpital.

Obs. III. — Un jeune homme de 24 ans, d'un tempérament lymphatique, et qui deux ans auparavant avait eu déjà une orchite à droite, fut pris, le 20 du mois dernier, à la suite d'une marche forcée, d'une orchite qui, cette fois, occupait le testicule gauche. Ce jeune homme portait depuis trois mois un écoulement uréthral peu douloureux. Traitée

(1) Cette observation, rédigée avec le plus grand soin par M. Cullerier, a été analysée par M. Lenoir, secrétaire de la société de chirurgie. C'est cette analyse qu'on va lire. Le reste est le compte rendu exact d'une séance de la *Société de chirurgie*.

d'abord par les moyens simples usités en pareil cas, la maladie augmenta, et le 25, époque à laquelle M. Cullerier fut appelé, le testicule était volumineux, douloureux au toucher, exactement arrondi, et remontait jusqu'à l'anneau inguinal. Son cordon était fortement engorgé, et son canal déférent très dur. Il y avait de la fièvre. On prescrivit une saignée de bras, de trois palettes, des cataplasmes laudanisés et un purgatif. Malgré l'emploi de ces moyens, la douleur augmenta et se propagea le long du cordon, jusque dans le flanc, ce qui nécessita l'application de vingt-cinq sangues et des embrocations narcotiques sur les parties malades. Plus tard encore, ces accidens s'aggravèrent, et il survint des vomissemens et du délire; nonobstant l'emploi d'une nouvelle saignée du bras, la douleur du testicule et du cordon devint extrême, et cependant on ne sentait aucune fluctuation dans la bourse de ce côté, et on ne voyait aucune transparence à la lumière. Ce fut dans cette circonstance que M. Cullerier se décida néanmoins à plonger la pointe d'une lancette dans la cavité vaginale : il n'en sortit que quelques gouttes de sérosité sanguinolente, et il n'y eut aucun soulagement. Alors il introduisit l'instrument dans l'épaisseur même de l'organe : une espèce de craquement lui fit connaître que la tunique albuginée était incisée. Il s'écoula environ deux petites cuillerées de sang. Le malade n'accusa que peu de douleur dans le moment même de l'incision.

Cette opération fut suivie, au bout de trois heures, d'une amélioration notable des accidens locaux et généraux. Le malade put dormir la nuit suivante pendant quatre heures. Le testicule put être facilement examiné le lendemain matin, et fut trouvé moins dur et moins volumineux ; il offrait seulement à l'endroit où il avait été incisé une petite saillie mollasse qui pouvait faire croire à de la fluctuation.

A dater de cette époque, la convalescence eut lieu, et la

guérison fut complète dix-huit jours après l'invasion du premier accident.

M. Cullerier, tout en reconnaissant combien il a eu à se louer de la pratique qu'il a suivie, ne considère le débridement de la tunique albuginée du testicule que comme une méthode exceptionnelle dans le traitement de l'orchite blennorrhagique.

M. Chassaignac, considérant que beaucoup de productions accidentelles se développent à la suite d'épanchemens sanguins qui se font au sein de nos organes, redoute que l'incision d'un organe parenchymateux, comme le testicule, ne donne lieu à de pareils épanchemens, et par conséquent à des tumeurs de plus ou moins mauvaise nature.

M. Malgaigne n'admet pas cette théorie, qui, selon lui, n'est étayée d'aucun fait bien observé. Ce qui l'a frappé dans l'observation de M. Cullerier, c'est l'état de détresse dans lequel se trouvait son malade avant l'opération, et le bien-être instantané qui en a été la suite. Il demande quelle longueur a eu l'incision de la tunique albuginée.

M. Vidal trouve que l'objection faite par M. Chassaignac à l'incision du testicule est plus théorique que pratique. Si elle était fondée, il faudrait s'abstenir de toute incision sur le sein, sous peine de donner naissance à un produit morbide dans cette glande.

Pour lui, il a déjà fait quinze fois avec succès l'opération qu'il a proposée le premier. En la faisant, il avait pour but de prévenir la suppuration du testicule et de calmer la douleur atroce qui l'accompagne, de quelques autres accidens de l'étranglement de la substance du testicule par son enveloppe fibreuse. Il approuve, il a déjà conseillé la restriction faite par M. Cullerier à l'application du débridement dans le traitement de l'orchite. Il admet trois variétés distinctes de cette maladie, dont chacune a un siége spécial : une première variété comprend l'inflammation aiguë de la tunique vaginale, c'est la *vaginalite ;* une seconde comprend l'inflammation de l'épididyme ou l'*épididimyte* ; une troisième enfin comprend l'inflammation de la substance même de la glande : il nomme celle-ci *orchite parenchymateuse*. Les deux premières variétés exigent rarement un traitement actif ; une hygiène bien dirigée suffit, dans la majorité des cas, pour en faire justice. Il n'en est pas de même de la troisième variété ; il n'y avait jusqu'ici qu'un seul traitement chirurgical de cette espèce d'orchite, c'était la *compression* vantée par Frick de Hambourg : or, ce traitement, qu'il a essayé plusieurs fois, n'a pas paru à M. Vidal avoir plus de valeur que les antiphlogistiques et le repos.

M. Malgaigne est frappé du nombre de cas d'orchites rebelles au traitement ordinaire, qui s'est offert à M. Vidal (1) ; il a de la tendance à ne voir là qu'une de ces séries exceptionnelles qu'on rencontre quelquefois dans l'observation des faits cliniques. Pour lui, il n'a jamais vu d'orchite qui se soit montrée réfractaire à l'emploi des moyens ordinaires de traitement. Une seule fois, dans un cas grave, il a été obligé de faire une ponction à la tunique vaginale, et les accidens ont promptement disparu.

M. Robert ne partage pas l'avis de ses deux collègues sur les épanchemens sanguins, considérés comme cause de développement de produits accidentels dans ces organes. Ce n'est pas là une hypothèse vague : c'est un fait qui avait déjà frappé J. Hunter long-temps avant qu'il ait été vulgarisé par M. Velpeau. Il cite à l'appui de son observation le cas d'un jeune homme qui, à la suite d'une violente contusion de la cuisse, vit une tumeur encéphaloïde se développer dans l'é-

(1) Il est important de savoir que la consultation gratuite de l'hôpital du Midi est extrêmement nombreuse, et qu'il est facile à un médecin de cet hôpital de choisir les cas.

paisseur du muscle triceps; mais il reconnaît qu'il doit y avoir et qu'il y a, en effet, de grandes différences entre une rupture interne produite par une contusion et une incision qui ne pénètre dans le sein de l'organe qu'après avoir traversé son enveloppe. Dans le premier cas, le sang est retenu; dans le second cas, au contraire, il est versé au dehors par la solution du continuité et la cicatrice ne se fait qu'à cette condition.

M. Vidal reconnaît qu'il a peut-être eu affaire à une série, comme le croit M. Malgaigne. Il est d'autant plus porté à l'admettre, que déjà il en a rencontré une autre; car il est resté 18 mois sans tomber sur un seul cas d'orchite qui nécessitât, pour sa guérison, l'application de sangsues (*Voy.* la note précédente).

Quant au cas cité par M. Malgaigne, M. Vidal croit que c'était une vaginalite, maladie dans laquelle la ponction de M. Velpeau est parfois souveraine.

M. Cullerier regarde l'orchite parenchymateuse comme très rare, et comme n'exigeant qu'exceptionnellement l'emploi du débridement dans son traitement. Il ne partage pas l'opinion de M. Vidal sur la guérison des deux autres variétés de l'orchite blennorrhagique par les seuls soins hygiéniques, il faut, au contraire, selon lui, traiter ces maladies par des moyens énergiques, si l'on veut en débarrasser promptement les malades.

M. Huguier ferme la discussion en développant l'opinion émise plus haut par M. Robert, sur la différence qui existe entre les épanchemens sanguins, suite de contusion, et ceux que produisent les incisions, considérées comme cause de productions accidentelles.

www.ingramcontent.com/pod-product-compliance
Ingram Content Group UK Ltd.
Pitfield, Milton Keynes, MK11 3LW, UK
UKHW021502260726
13993UKWH00004B/1533

9 782329 166094